Dieta Sirt

I0135880

La tua guida per tutti gli usi a una dieta bilanciata Sirt

(Il libro di ricette della dieta alimentare essenziale Sirt)

Umberto Benedetti

Tabella Dei Contenuti

capitolo 1: È Questa la Dieta che fa Per Voi?

Qualsiasi piano dietetico che adotti comporta un certo livello di spesa e disagi. Può anche comportare dei rischi. Chiunque può scrivere un libro di dieta, poiché la dieta non ha bisogno di essere approvata da un medico. Questo è uno dei motivi per cui tutte le diete iniziano con il suggerimento di consultare un medico. Una cosa che si può fare è guardare le qualifiche dell'autore della dieta.

Gli autori della dieta sirt non sono personaggi televisivi o star dei reality. Hanno una vera conoscenza scientifica della materia ed entrambi hanno un master che lo dimostra.

Aidan Goggins è un farmacista, con una laurea in farmacia e un Master in Medicina Nutrizionale. Glen Matten si è formato presso l'Istituto per la nutrizione prima di completare il suo Master in medicina nutrizionale.

Oltre all'omeostasi del glucosio, il fegato supera anche l'omeostasi dei lipidi e del colesterolo durante il digiuno. Quando ci sono restrizioni caloriche, la sintesi di grassi e colesterolo nel fegato viene disattivata, mentre inizia la lipolisi nel tessuto adiposo bianco. Il SIRT2 , durante il digiuno, provoca l'acetilazione della proteina di regolazione degli steroidi e mira la proteina per distruggere il sistema di ubiquitina-professore. Il risultato è che la sintesi del colesterolo grasso reprime il colesterolo. Durante la regolazione dell'omeostasi del colesterolo, SIRT2 regola il recettore dell'ossisterolo, assistendo così l'inversione del trasporto del colesterolo dal tessuto periferico attraverso l'upregolazione del gene target del recettore dell'ossisterolo ATP-binding cassette transporter A2 .

Un'ulteriore modulazione del ciclo di regolazione del colesterolo può essere ottenuta attraverso il recettore degli acidi biliari, necessario per la biosintesi delle vie cataboliche del colesterolo e degli acidi biliari. partecipa anche alla regolazione dei livelli di colesterolo reprimendo l'espressione e la scissione post-traslazionale di, nella forma attiva. Inoltre, nella regolazione circadiana del metabolismo, SIRT2 partecipa attraverso la regolazione dell'orologio circadiano delle cellule.

Capitolo 2: Elenco degli alimenti dietetici Sirt

Fino ad ora, è stato spiegato come sia necessario aumentare l'assunzione di alimenti Sirt. In questa sezione, scopriremo i migliori Sirt-food da aggiungere ai tuoi pasti quotidiani.

Il tè verde Matcha è un super alimento ed è una delle bevande più salutari che tu possa bere. È ricco di antiossidanti e altri composti vegetali che favoriscono un buono stato di salute. Contiene anche caffeina, che aiuta a stimolare la mente aumentando la presenza di antiossidanti nel corpo.

Le noci sono ricche di antiossidanti, acidi grassi Omega 4 e sono piuttosto nutrienti. Si ritiene che siano ricche di antiossidanti, vitamine, minerali e altri nutrienti che riducono il rischio di disturbi cardiovascolari. Introducendo la giusta quantità di noci nella propria dieta, si va essenzialmente a migliorare la funzione delle Sirtuine nel corpo. Le noci sono anche a basso contenuto di zucchero, il che le rende un buon alleato in caso di diabete. Sono ricchi di fibre e proteine e date le loro proprietà sono una delle scelte migliori per promuovere la salute generale.

La curcuma è un super alimento ed è anche una delle erbe più antiche conosciute dall'umanità. La curcuma ha un principio attivo noto come curcumina. La curcumina è responsabile della tonalità giallo brillante della curcuma. Ha proprietà antinfiammatorie e antibatteriche e può invertire i danni causati dallo stress ossidativo. Secondo gli studi sugli animali condotti da

Miyazawa T et al. la curcumina può aiutare nella perdita e nella gestione del peso.

Il peperoncino dona un tocco piccante e deciso a qualsiasi ricetta e ne eleva immediatamente il profilo aromatico. Il principio attivo presente nel peperoncino è la capsaicina

Questi datteri sono ricchi di fibre alimentari, antiossidanti, potassio, vitamine e minerali tra cui il magnesio. Fanno un ottimo spuntino e possono anche essere usati come dolcificanti alternativi. I datteri Medjoul sono ampiamente utilizzati nei dessert e nei frullati Sirt per il loro gusto dolce e per il basso contenuto di zucchero.

Il radicchio rosso è un probiotico naturale e ha un sapore caratterizzato da note vagamente simili a quelle del caffè. Pertanto, è anche comunemente usato come sostituto del caffè in alcune ricette. La sua natura probiotica favorisce la salute di importanti batteri all'interno dell'apparato digerente. Secondo una ricerca la radice di cicoria favorisce una migliore digestione e assorbimento del cibo garantendo una migliore funzione intestinale. Questa proprietà della cicoria è associata alla presenza di inulina, un tipo di fibra di fruttosio. Secondo la ricerca condotta da Parnell J et al. l'oligofruttosio presente nella radice di cicoria riduce i livelli di grelina. La grelina è un ormone che stimola la fame e riducendone i livelli, la cicoria favorisce il senso di sazietà. In questo modo evitiamo di consumare calorie in eccesso.

Se hai bisogno della tua tazza di caffè quotidiana, la dieta Sirt è perfetta per te. Se ti piace il caffè freddo o preferisci una tazza di caffè espresso, la caffeina è consentita. Detto questo, non devi esagerare e consumare caffè carico di latte e zucchero, poiché ciò ti potrebbe causare più danni a lungo termine. Il caffè aiuta a migliorare i livelli di energia, aumentare il metabolismo e a ridurre il senso di fame. Può anche ridurre il rischio di demenza, Alzheimer e altri disturbi degenerativi. Una semplice regola che devi tenere a mente relativa al consumo di caffè è quella di mantenere il tuo corpo sempre idratato. Il caffè ha un effetto diuretico e, se non bevi acqua a sufficienza, può portare alla disidratazione. Idealmente, evita di bere caffè o altre bevande contenenti caffeina in tarda sera perché possono incidere negativamente sul sonno. Bere una tazza di caffè prima di allenarsi può aumentare il metabolismo.

Combinando questi cibi Sirt con la restrizione calorica raccomandata da questa dieta, i livelli di Sirtuine prodotte dal tuo corpo aumentano. Quando ciò accade, tutto si traduce in una rapida perdita di peso mantenendo la massa muscolare e riducendo il rischio di malattie croniche.

Non devi perdere tempo a cercare ricette per cucinare piatti ricchi di Sirtuin. Tutte le ricette fornite in questo libro contengono gli ingredienti ideali per la Dieta Sirt. Assicurati che nella tua dispensa ci siano gli ingredienti necessari, scegli la ricetta che più ti colpisce, segui le semplici istruzioni e sei pronto per iniziare.

Capitol 3: Le zone blu nel mondo

Vengono chiamate in questo modo non perché gli abitanti siano correlati con questo colore, ma per il fatto che i collaboratori di Dan, per segnarle sulla cartina le cerchiavano con il colore blu, da qui il loro nome: zone blu.

La cosa che risalta agli occhi analizzando queste zone non è solo la longevità ma la correlazione tra questa e la qualità della vita che conducono. Sono persone che hanno non solo un ottima salute ma anche una memoria efficiente.

Sembra che in queste popolazioni non esistano tutti gli effetti dell'invecchiamento che conosciamo e che in molti casi portano alla demenza senile e così via, ed è chiaro come questi aspetti abbiano affascinato sia Dan che altri studiosi.

Quando pensiamo all'invecchiamento che tra l'altro è un fattore inevitabile, si vorrebbe che questo accadesse mantenendo le nostre facoltà cognitive in ottima forma.

È sorprendente vedere che il desiderio che molti hanno nella realtà è realizzabile, queste popolazioni hanno un età anagrafica avanzata, sono in ottima salute, non presentano malattie degenerative legate al passare dell'età, praticano un attività sportiva che per molte coincide con il lavoro fisico nei campi. Non potevano non essere oggetto di studio per tutti questi motivi.

capitolo 4: Come funziona

La fase 2 è chiamata fase di perdita di peso. Con esso, puoi perdere da due a tre chili in una settimana. Nei primi tre giorni di dieta si possono consumare al massimo 2 000 calorie in un giorno. Queste calorie si suddividono in tre succhi verdi e un pasto solido al giorno a base di alimenti sirt. Mentre dal quarto fino al settimo giorno le calorie da assumere aumentano a 2 6 00. In questo caso i succhi da consumare sono due, il tutto accompagnato a due pasti solidi a base di alimenti sirt in un giorno.

La fase 2 invece prende il nome di fase di mantenimento. Ha una durata di circa quindici giorni e serve per consolidare la perdita di peso. In questa fase si possono consumare tre pasti solidi in un giorno sempre a base di cibi sirt più un succo verde. Le calorie assunte in una giornata sono 2000 circa e non devono essere assolutamente aumentate. Sono concesse in grandi quantità le verdure e circa tre volte a settimana è prevista l'assunzione di un bicchiere di vino rosso.

Le basi della chetogenica

Questa combinazione particolare di diete si basa, dal punto di vista metabolico sui principi della dieta chetogenica, alla quale, in aggiunta, la vegana indirizza ancora di più la scelta dei cibi. Partendo da questa premessa, ci si deve accostare ad alcuni veri e propri pilastri che caratterizzano la dieta chetogenica.

La riduzione dei carboidrati

Il primo passaggio che si metterà davanti è quello di eliminare i carboidrati: bell'impresa. Dovrete stare molto attenti perché i carboidrati si trovano in alimenti che probabilmente pensate esserne privi. La maggior parte delle volte si tratta di zuccheri occulti. Il consiglio che vi diamo è quello di leggere con estrema attenzione l'etichetta degli alimenti e dei prodotti che acquistate. In effetti, questo consiglio è una regola d'oro da applicare ogni volta che acquistate qualcosa. Il quantitativo di carboidrati complessi che potete assumere in regime di dieta chetogenica è di 20 g, che diventano 6 0 g per i carboidrati totali nella giornata. Sappiamo che si tratta di un traguardo complesso, ma siamo qui per darvi una mano.

Idratazione

Bevete molta acqua. Non serve certo un libro per scoprire questo consiglio che ogni dottore, mamma, passante possono darvi, tuttavia, per la dieta chetogenica bere è essenziale, non un'opzione. Bevete già molta acqua? bene, con la dieta chetogenica dovrete aumentare ancora il suo consumo. L'idratazione è essenziale per portare avanti i processi metabolici che avvengono all'interno dell'organismo e che vi condurranno allo stato di chetosi. In aggiunta, bere molta acqua aiuta a ridurre la sensazione di fame. Orientativamente, tre litri di acqua sono il quantitativo ideale per un adulto medio che desidera seguire la dieta chetogenica.

Ridurre le proteine

Assumere un elevato quantitativo di proteine vi farà correre il rischio di uscire dallo stato di chetosi. In questo passaggio, la dieta vegana saprà mettere un freno importante, tuttavia, le proteine sono una parte essenziale della dieta. La quantità di proteine da ingerire, al massimo, è del 4 6 % a pasto.

Si tratta di un passaggio un po' complesso ma abbiamo pronte per voi delle ricette che vi aiuteranno a rimanere in questo range.

Il digiuno

Nel piano che vi presenteremo in seguito sono previsti dei giorni di digiuno. Si tratta di un mezzo molto potente per perdere peso e per raggiungere rapidamente lo stato di chetosi, tuttavia, deve essere usato in maniera prudente e solo come una breve situazione transitoria. Il corpo umano ha bisogno di nutrienti per funzionare al meglio e una volta raggiunto lo stato di chetosi potrete mantenerlo con le ricette e non servirà ricorrere ripetutamente al digiuno.

Ricordate sempre che questa pratica è stressante per il corpo.

Attività fisica

Anche in questo caso crediamo di non essere i primi a dirvi che l'attività fisica è importante per mantenere il corpo in forma e per mantenersi in salute. In ogni caso, l'esercizio fisico diventa ancora più importante se ci si prepara a portare avanti la dieta chetogenica. Se proprio non riuscite a dedicare del tempo all'esercizio fisico regolare, fate almeno una camminata di 4 0 a 4 6 minuti al giorno. In questo modo renderete più rapida la perdita di peso, abbasserete il livello di zuccheri nel sangue. Il vostro corpo è stato creato per muoversi e anche in caso di dieta chetogenica questo non cambia. Se potete, dedicatevi ad attività fisiche anaerobiche: andate in palestra, a correre, a fare delle lunghe camminate. Affidatevi a una persona che sappia darvi la giusta motivazione e a consigliarvi gli esercizi migliori per voi.

Non tutti i grassi sono buoni. Questa è anche una credenza comune sulla dieta chetogenica, tuttavia ci sono alcune categorie di grassi che è meglio evitare. L'ideale è applicare un sostituto dei carboidrati con grassi insaturi. questa categoria di grassi è salutare e deve essere prevalente rispetto ai grassi saturi, meno positivi per il corpo). Gli insaturi si trovano all'interno di molti alimenti che caratterizzeranno la vostra dieta e a breve vi diremo di quali cibi stiamo parlando. Fate in modo di assumerne il più possibile.

Forse già da qualche pagina vi state chiedendo come entrare in chetosi, come mantenerla e cosa significa di preciso. Per prima cosa, ogni organismo reagisce in maniera diversa all'entrata nello stato di chetosi, quindi non è così semplice riconoscere quando si arriva. In ogni caso, ci sono dei modi per capirlo. Un primo indicatore è la quantità di urina: andrete in bagno molto più spesso, per questo è importante reintegrare i liquidi. In seguito, proverete più sete, avvertirete secchezza alle fauci, sentirete di essere a corto di fiato, giù di forze, è possibile sia presente una leggera alitosi e la sensazione di fame sarà meno intensa. Non spaventatevi se vi trovate in questa situazione, probabilmente state lavorando bene. Se volete la certezza di essere in chetosi potete usare un test del sangue. Questi permettono di determinare le quantità di glucosio e di BHB (acido beta-idrossibutirrico). I valori da raggiungere sono di almeno 0,8 mmol, tuttavia, per uno stato più profondo di chetosi, valori di 2 mmol o 4 mmol sono raccomandati. A questo punto inizierete a bruciare i chetoni e i grassi al posto del glucosio e dei carboidrati.

Il digiuno può aiutarvi a entrare in modo più rapido in stato di chetosi, tuttavia, dovrete essere certi di assumere le sostanze essenziali per il vostro corpo, in particolare i chetoni, che saranno la vostra sorgente di energia. in commercio esistono degli integratori di chetoni che potete usare nel giorno di digiuno. Fai lo stesso con vitamine e minerali. Prima di procedere a digiunare e assumere integratori consultare il medico.

Stai andando nella giusta direzione? presta attenzione ai messaggi del tuo corpo. Spesso chi inizia la dieta chetogenica sperimenta un'esperienza chiamata flusso chetogenico: di solito termina nella prima settimana. Vi state avvicinando al passaggio di switch, ovvero, vi state avvicinando alla chetosi, all'utilizzo dei chetoni al posto del glucosio. In fase di flusso chetogenico potreste provare delle sensazioni non gradevoli, sentirvi affaticati, provare nausea, crampi, mal di testa e altro. Questo accade perché il passaggio ai chetoni è un cambiamento enorme per il vostro corpo, abituato ai carboidrati. Per ridurre questi effetti negativi diminuite in maniera graduale i carboidrati nella vostra dieta. Assicuratevi che i carboidrati da assumere nella vostra dieta siano distribuiti in quantità maggiore nei primi giorni.

Una seconda causa del flusso chetonico è dovuta alla frequente diuresi. Dovrai assicurarti di reintegrare liquidi e anche sali minerali o elettroliti. Potete usare degli integratori o un buon brodo vegetale da bere durante la giornata.

Fate molta attenzione a integrare potassio, fosforo, calcio e magnesio.

capitolo 5: Il Succo Verde Sirt Ricetta e consigli di cucina

Quando si inizierà ad utilizzare in cucina i cibi sirt, per la maggior parte di questi si avrà già una certa familiarità. Tuttavia ce ne sono alcuni che saranno nuovi.

Il matcha è un tipo di tè verde, ma in polvere. È improbabile che tu possa acquistarlo sugli scaffali del tuo supermercato locale, ma sarà disponibile nei negozi di alimenti naturali o nei rivenditori online. Il matcha è generalmente prodotto in Cina e in Giappone, dove è una bevanda tradizionale.

Il tè verde Matcha è usato nelle cerimonie Zen in Giappone e per il vostro obiettivo è meglio del normale tè verde. La natura unica del tè verde Matcha è dovuta al suo metodo di coltivazione. Il Matcha viene infatti coltivato quasi interamente in ambienti scuri e ombreggiati, a differenza del comune tè verde che viene solitamente coltivato sotto il sole.

Il Matcha viene spesso macinato utilizzando un apposito mulino, piuttosto che essere tagliato in piccole foglie e utilizzato con l'infusione.

Il levistico è un altro ingrediente di cui probabilmente non avete mai sentito parlare. È un'erba, ma che non è comunemente usata nella nostra cucina. Si può comprare, ma è più pratica da coltivare. Le piante di levistico non necessitano di una grossa attenzione - dovreste essere in grado di piantare i semi in un vaso normale, metterli sul davanzale della vostra casa, annaffiarli una volta al giorno e vedere i risultati in poche settimane. I semi di levistico sono disponibili nella maggior parte dei centri di giardinaggio.

Un altro alimento di cui probabilmente avrete già sentito parlare ma poco utilizzato è il grano saraceno. È un cereale ricco di proteine, carboidrati e sirtuine. Tuttavia, diversi alimenti a base di grano saraceno, come la pasta di grano saraceno o le tagliatelle di soba, dovranno essere acquistati online o nei negozi specializzati.

Di seguito trovate delle piccole variazioni alle ricette principali dei vostri pasti che possono contribuire a renderle più appetibili. Ad esempio, i Bird's-eye o i Thai Chilies sono peperoncini più piccanti di quelli usati tipicamente nella dieta occidentale. Per questo motivo, se non si è abituati a cibi piccanti, è consigliato ridurre la quantità da aggiungere alle ricette. Provate con la metà della dose consigliata e assicuratevi di eliminare i semi del peperoncino, poiché sono piuttosto piccanti.

Il Miso è un tipo di pasta di soia, che viene usata per aromatizzare i piatti orientali. Il Miso è disponibile in diversi gusti, con le varianti di colore più chiaro che sono più dolci rispetto ai colori più scuri. Si può sperimentare adattandolo ai vostri gusti.

Il grano saraceno va lavato prima della cottura, ponendolo in un setaccio e sciacquandolo con acqua. Il prezzemolo a foglia piatta è preferibile a quello a foglia riccia, ma quest'ultimo è accettabile nel caso in cui non si riuscisse a trovare il primo.

Infine, sentitevi liberi di condire e aggiungere sale e pepe se necessario, anche se le ricette sono destinate ad essere gustose senza aromi aggiuntivi.

Succo verde

Ecco, mettiamoci finalmente al lavoro. I primi tre giorni della fase 2 consentono di consumare un massimo di 2 000 calorie, derivate da 4 * succhi verdi sirt e 2 * pasto principale. I succhi sono particolarmente importanti nella dieta perché permettono di consumare più cibi sirt ad un livello calorico inferiore.

Allora, cos'è questo mitico "succo verde"? ?' Il succo verde è semplicemente una miscela di alcuni dei super-alimenti Sirt, con l'aggiunta di qualche ingrediente sano per migliorare il gusto e per favorire la digestione e l'assorbimento. Il succo verde è fatto con cavolo, rucola, prezzemolo, levistico, sedano verde e tè verde Matcha.

La ricetta esatta è la seguente

Ingredienti:

- 2 6 0g Sedano

- 1 mela verde

- Succo di 1 limone

- 1 cucchiaino di Tè Matcha

- 8 6 g di cavolo riccio

- 4 0g Rucola

- 6 g Prezzemolo a foglia piatta

- 6 g Foglie di Levistico

- 2 manciata di rucola

- Un pizzico di prezzemolo

- Un pizzico di levistico

- 4 grossi gambi di sedano

- 1 mela verde

- Succo di 1 limone

- 1 cucchiaino di Tè Matcha

- 2 manciate di cavolo riccio

Direzione:

1. Iniziate a preparare il succo verde spremendo le verdure a foglia e le erbe - dovreste ottenere circa 120 ml di liquido.

2. Gli spremiagrumi hanno diversi livelli di potenza, quindi potreste aver bisogno di più passaggi prima di ottenere il succo.

3. Aggiungete quindi il sedano e la mela, frullando di nuovo il tutto.

4. Spremere il succo di limone e mescolare di nuovo. Dovreste avere circa 2 tazza (250 ml) di succo con cui lavorare.

5. Separare il succo in due porzioni uguali.

6. Mettere il Matcha in una delle due porzioni appena divise, mescolando vigorosamente.

7. Il Matcha viene aggiunto solo al succo del mattino e del pranzo in quanto contiene notevoli quantità di caffeina e alla sera potrebbe creare problemi nell'addormentarsi.

8. Dopo che il Matcha è stato assorbito, versare le due porzioni di nuovo insieme e mescolare.

9. Il vostro succo è ora pronto. Potreste aggiungere un po' d'acqua, secondo il vostro gusto.

10. Non c'è bisogno di fare il succo da zero ogni volta - è possibile produrne una quantità superiore e tenerla in frigorifero per un massimo di 5 giorni, in questo breve lasso di tempo infatti il succo manterrà le proprie capacità nutritive.

11. Il mio consiglio, soprattutto nella prima settimana, in cui il numero di succhi verdi da consumare è maggiore, è quello di prepararsi le dosi o alla mattina per tutta la giornata oppure alla sera per il giorno dopo.

12. Cosi, preparando il succo per un massimo di 4 porzioni, riuscirete ad essere più precisi nel dosaggio.

13. Sentitevi comunque liberi di scegliere la soluzione più comoda per voi e per il vostro stile di vita.

Capitolo 6: Il mondo dei Sirtfoods

La dieta Sirt è divisa in due fasi. Devi seguire questa dieta per almeno tre settimane se vuoi vedere miglioramenti evidenti. Sei libero di seguire questa dieta anche una volta superate le 4 settimane aumentando gradualmente l'assunzione di cibi ricchi di Sirtuina. Questa semplice soluzione è da considerarsi il miglior piano di mantenimento per questa dieta. Non dimenticare di provare le diverse ricette Sirt fornite in questo libro. Ognuna di queste ricette include vari Sirt-food di cui il tuo corpo ha bisogno.

Per rendere la Dieta Sirt più semplice e gestibile è necessario prepararsi ad entrambe le fasi e stabilire un piano per mantenere i risultati ottenuti. Fase uno

Il tuo apporto calorico deve essere limitato durante questa fase. Dura solo una settimana e durante questo periodo dovrai aumentare il consumo giornaliero di succhi verdi. Secondo la ricerca condotta dai creatori di questa dieta, perdere fino a 8 libbre a settimana è possibile durante la prima fase. Ricorda, il tuo apporto calorico deve essere di 2 000 calorie al giorno. Puoi consumare tre bicchieri di succhi verdi al giorno. Dopo aver consumato i succhi verdi, sei libero di aggiungere uno qualsiasi degli altri pasti a base di frutta discussi nei capitoli delle ricette. Finché ti attieni all'apporto di 2500 calorie, sei sulla strada giusta.

Non preoccuparti se trovi questa fase iniziale difficoltosa, perché questa restrizione calorica è limitata ai soli primi tre giorni. Dal quarto giorno della fase uno in poi, puoi aumentare l'apporto calorico fino a 2500 calorie. Ciò rende abbastanza facile includere due succhi verdi nei pasti quotidiani mentre si consumano due o tre pasti a base di cibo. Nei capitoli successivi troverai numerose ricette tra cui scegliere. Ti saranno molto utili per organizzare al meglio i tuoi pasti!

Fase due

A differenza della prima fase, questa va avanti per due settimane. Anche la costante perdita di peso è una caratteristica comune in questa fase, anche se non è prescritta alcuna restrizione calorica. Potrai pianificare tre pasti al giorno. L'unica regola da tenere presente è che ciascuno di questi pasti deve includere cibi ricchi di Sirtuina. Non vi è alcuna restrizione calorica durante questo periodo, di per sé. Come regola generale, mangia solo quando hai fame e non mangiare più del dovuto.

Dopo aver completato queste due fasi, il passaggio successivo dipende interamente da te. Se vuoi perdere più peso o mantenere i benefici dimagranti offerti dalla Dieta Sirt, è consigliabile ripetere queste fasi. Non dimenticare di includere vari Sirt-food nella tua dieta anche se non vuoi ripetere le fasi precedenti. Prendi l'abitudine di bere almeno un succo verde al giorno. Questa è un'abitudine sana e non ci sono svantaggi nel portarla avanti facendola rientrare nel proprio stile di vita.

Attività fisica e cambiamenti del tuo stile di vita

Mentre segui la dieta, è importante aggiungere sufficiente attività fisica alla tua routine quotidiana. È altrettanto importante non sovraccaricare o appesantire il tuo corpo. Durante i primi due giorni, l'apporto calorico è relativamente basso. Pertanto, non affaticare eccessivamente il tuo corpo e attieniti a esercizi molto leggeri durante la prima settimana. Se all'inizio ti sforzi troppo, il rischio di perdere massa muscolare aumenta.

Sentiti libero di aumentare l'intensità dei tuoi esercizi durante la seconda fase. Anche se non vi è alcuna restrizione calorica durante la seconda fase della Dieta Sirt, sii consapevole delle tue scelte alimentari. Non tornare ad applicare schemi alimentari scorretti durante questo periodo. Se lo fai, annullerai tutti i risultati in termini di perdita di peso ottenuti nelle prime due fasi di questa dieta.

Per la perdita di peso e il mantenimento, devi pian piano diventare consapevole della tua dieta e aggiungere esercizio alla tua routine quotidiana. Senza un deficit calorico, non puoi perdere peso. Un deficit calorico si verifica quando l'apporto calorico del tuo corpo è inferiore al suo dispendio calorico. Finché si mantiene questo, la perdita di peso e il mantenimento diventano abbastanza facili. Anche fare esercizio per soli 4 0 minuti al giorno ti assicurerà di essere sufficientemente attivo e in forma.

Per organizzare al meglio un piano di allenamento che ti possa accompagnare durante la dieta massimizzandone così i risultati, la cosa migliore da fare è sicuramente rivolgersi ad un professionista qualificato.

Suggerimenti per perdere peso

Oltre a seguire tutti i suggerimenti discussi nei capitoli precedenti per una sana perdita di peso con la Dieta Sirt, ecco alcuni suggerimenti che puoi utilizzare per massimizzare i benefici di questa dieta e la perdita di grasso.

Concentrati sull'allenamento della forza. Come suggerisce il nome, l'allenamento della forza aiuta ad aumentare la tua forza promuovendo lo sviluppo della massa muscolare. Si ritiene che questo sia un mezzo incredibilmente efficace per ridurre il grasso viscerale o addominale. L'attività aerobica unita all'allenamento della forza può ridurre il grasso della pancia.

Una buona qualità del sonno è importante per il corpo e la mente. Se vuoi aumentare la capacità del tuo corpo di bruciare più grassi, assicurati di riposarti a sufficienza. Sia che tu decida di andare a letto un po' prima o che tu preferisca impostare la sveglia più tardi, il sonno previene efficacemente l'aumento di peso e aumenta la combustione dei grassi. Per gli adulti in media sono necessarie almeno 8 ore di sonno continue e di buona qualità ogni notte. Non solo ti sentirai più energico e rinfrescato la mattina seguente, ma il tuo corpo inizierà a bruciare più grassi.

Elimina i carboidrati raffinati se vuoi perdere quei chili in più promuovendo la perdita di grasso. I cereali raffinati e trasformati sono poveri di fibre alimentari e quasi privi di tutti i nutrienti utili. Hanno anche un alto indice glicemico che destabilizza i livelli di zucchero nel sangue e aumenta la produzione di un ormone che induce la fame noto come grelina. Seguendo il semplice protocollo della Dieta Sirt, l'assunzione di carboidrati raffinati si ridurrà automaticamente. Con un semplice monitoraggio consapevole, puoi eliminare efficacemente queste calorie indesiderate dalla tua dieta quotidiana.

Per aggiungere più esercizio o attività alla tua routine quotidiana, il cardio potrebbe essere la soluzione giusta per te. L'esercizio aerobico, o cardio, è un mezzo efficace per rafforzare il cuore e la capacità polmonare. Fare cardio è molto utile quando l'obbiettivo in questione è quello di bruciare i grassi. Che si tratti di ridurre la pancia o il grasso corporeo, il cardio tornerà utile e porterà senz'altro benefici, ovviamente se abbinato ad una corretta alimentazione e ad un giusto riposo. È possibile ottenere i benefici dell'attività cardio praticando alcuni tra gli sport più comuni come nuoto, corsa, ciclismo e camminata. Anche 20-40 minuti di attività cardio al giorno aiutano a dare il via al processo di perdita di peso.

Sostituendo inoltre alcune bevande con alternative più sane, puoi ottenere benefici a livello di salute generale. Come accennato nel capitolo precedente, il consumo di caffè è consentito dalla Dieta Sirt. La caffeina stimola il sistema nervoso, aumenta il metabolismo del corpo e promuove la scomposizione degli acidi grassi immagazzinati al suo interno. Aumentando il dispendio energetico e stimolando il metabolismo del corpo, la caffeina incentiva la perdita di grasso. Quando si consuma il caffè, è bene evitare di aggiungere panna, zucchero o latte e consumarlo invece liscio.

Una forma specifica di esercizio nota come 'allenamento a intervalli ad alta intensità', o HIIT, può promuovere la capacità del corpo di bruciare i grassi e aumentare il potenziale di perdita di peso. Questa forma di esercizio include brevi periodi di attività con brevi periodi di recupero. Un semplice allenamento HIIT che puoi provare è alternare tra camminata lenta, corsa e sprint per 4 0 secondi ciascuno e fare una pausa di 4 0 secondi dopo aver completato un intero blocco di tutte queste tre attività.

Se il peso e la perdita di grasso sono le tue priorità, il digiuno intermittente ti tornerà utile. Pur seguendo i protocolli della Dieta Sirt, il tuo apporto calorico si riduce durante i primi tre giorni. Una volta completate entrambe le fasi della Dieta Sirt, prova a seguire i protocolli del digiuno intermittente. Come suggerisce il nome, questo è un modello dietetico che oscilla tra periodi di alimentazione e digiuno. Puoi digiunare fino a 2 6 ore in un dato giorno. Durante la finestra di digiuno, non puoi consumare calorie. In questo modo, l'apporto calorico si riduce automaticamente. Se non ti piace l'idea di digiunare ogni giorno, puoi applicare questa strategia a giorni alterni. Il digiuno essenzialmente accelera il metabolismo del tuo corpo e lo incoraggia a bruciare le riserve interne di grasso. Questo, unito ai cibi sani e ricchi di Sirtuina prescritti dalla Dieta Sirt, aumenta la perdita di grasso e, conseguentemente, la riduzione del tuo peso. Qualora tu fossi interessato a mettere in pratica anche questa strategia e quindi i protocolli previsti dal digiuno intermittente, è sempre bene consultare prima il tuo medico nutrizionista.

Suggerimenti pratici per massimizzare i benefici

Ora che conosci i diversi benefici offerti dalla Dieta Sirt e le fasi per iniziare, è il momento di massimizzare i benefici che offre. Il modo più semplice per farlo è evitare gli errori comuni discussi in questa sezione.

Non evitare gruppi alimentari

Evitare un gruppo alimentare farà più male che bene al tuo corpo. Che si tratti di un macro o di un micronutriente, il tuo corpo ha bisogno di entrambi. I tre macronutrienti che devi consumare quotidianamente per mantenere la tua salute generale sono carboidrati, proteine e grassi sani. Se il tuo corpo non riceve quantità sufficienti di alcuni di questi gruppi di alimenti, potresti riscontrare alcuni effetti negativi nel tuo organismo. Non c'è altra regola da ricordare mentre si segue questa dieta se non quella di aggiungere i diversi Sirt-food consigliati nel capitolo precedente. Oltre a ciò, è suggeribile sostituire alcuni alimenti comuni con alternative più sane come la quinoa o il riso integrale. Aggiungi alcuni grassi sani ai tuoi pasti usando olio extravergine di oliva per cucinare o anche consumando una manciata di noci al giorno.

Concentrati sul consumo di calorie sane

Fare scelte alimentari più sane ti aiuterà a migliorare i tuoi livelli generali di salute e forma fisica. Ma ricorda di non esagerare. Molti alimenti da cucina sono sani, nutrienti e di solito a basso contenuto di calorie. Ad esempio, mangiare cereali integrali fa bene alla salute. Nelle giuste quantità potrebbe essere buono per la salute, ma se consumi enormi porzioni di cereali, l'aumento di peso è un possibile risultato. Ogni gruppo alimentare ha ingredienti che fanno bene alla salute entro un limite ragionevole. Se il tuo corpo smette di bruciare le calorie che consumi, aumenterai di peso.

Non arrivare a soffrire la fame

Un cambiamento nella dieta è un cambiamento importante per il tuo corpo. Potrebbe non sembrare così, ma il tuo corpo ha bisogno di tempo per abituarsi alla nuova dieta. Mentre segui la Dieta Sirt (o qualsiasi altra dieta), ricorda che non devi mai arrivare al punto di soffrire la fame. Se il tuo corpo entra in questa modalità, il suo metabolismo generale si riduce e smette di bruciare i grassi.

Potresti essere tentato di ridurre le calorie durante la settimana in modo da poterti abbuffare durante il weekend. Se ciò accade, la tua massa muscolare ne sarà influenzata. Se il tuo obiettivo è la perdita di peso e vuoi migliorare la tua salute, evita di fare quanto appena descritto. Assicurati di consumare pasti sani e genuini ogni giorno. Oltre a questo, aggiungi almeno un frullato verde ai tuoi pasti quotidiani.

Aspettarsi risultati dall'oggi al domani

Mentre si segue questa dieta, è importante capire che non si tratta di una soluzione immediata. Ricorda che stai cercando di lavorare con il metabolismo del tuo corpo e di cambiarlo in meglio nel tempo. Che il tuo obiettivo sia la perdita di peso o una migliore forma fisica, ci vorrà tempo e fatica. Credi in questa dieta, segui le sue regole e sii paziente. Non è una delle tante diete 'alla moda'. La dieta Sirt ti incoraggia a fare scelte alimentari più sane e ad adottare migliori abitudini di vita. È importante trovare una dieta che sia sostenibile per te nel lungo periodo.

Ascolta il tuo corpo, mangia solo quando hai fame

Un errore comune che molti principianti commettono quando intraprendono una dieta è costringersi a mangiare in determinati momenti. Evita di farlo. Impara a capire e ad indentificare solo quando realmente hai fame e quindi bisogno di nutrirti, evitando di cedere al cosiddetto "mangiare per gola". Mangia solo quando hai fame e concludi il pasto quando ti senti quasi sazio. La maggior parte di noi è colpevole di mangiare troppo, specialmente quando siamo annoiati o stressati. Mangiare spinti da stati emotivi di qualsiasi forma è dannoso nel lungo termine. Mantenendo un diario alimentare, puoi impedire che ciò avvenga. Prendi nota di ciò che mangi, di quanto mangi e dei diversi cibi che desideri.

Queste informazioni, per quanto semplici, si riveleranno illuminanti. Ti renderai conto che ci sono alcuni cibi che desideri a seconda del tuo stato d'umore. Utilizzando queste informazioni, diventa più facile gestire e comprendere le tue emozioni senza che il cibo venga utilizzato come consolazione o supporto. Un diario alimentare ti rende consapevole delle tue scelte alimentari e ti incoraggia a farne di migliori.

Seguendo i semplici suggerimenti discussi in questa sezione, è possibile evitare alcuni errori o trappole in cui cade la maggior parte delle persone a dieta.

FAQ comuni sulla dieta

Ci sono precauzioni specifiche che devo prendere mentre seguo questa dieta?

Un adulto in buone condizioni di salute può seguire tranquillamente questa dieta. In caso di particolari condizioni di salute o disturbi metabolici come il diabete, è meglio consultare il proprio medico prima di apportare qualsiasi modifica alla dieta. Per aumentare le tue possibilità di dimagrire, questa dieta suggerisce alcuni sostituti comuni per alcuni alimenti. Questa è senz'altro un'ottima base di partenza, ma per ottenere risultati è necessario mantenere un deficit calorico (come precedentemente descritto) e aggiungere un po' di attività fisica alla tua routine quotidiana. Mentre segui questa dieta, devi assicurarti di completare entrambe le fasi di cui è composta e seguirla per un totale di almeno 4 0 giorni. Alcune semplici precauzioni che devi prendere includono il prestare attenzione e il mantenere sotto controllo l'assunzione di proteine e dei nutrienti necessari, garantendo sempre una corretta idratazione. Oltre a ciò, assicurati di dormire a sufficienza durante la notte.

Va bene fare esercizio durante la prima fase della Dieta Sirt?

Sei libero di fare esercizio seguendo i protocolli di questa dieta. Allo stesso tempo, non dovresti spingerti al limite con esercizi troppo impegnativi. Il tuo apporto calorico si ridurrà drasticamente durante i primi tre giorni. Durante la prima fase di questa dieta, l'apporto calorico sarà compreso tra 2 000-2 6 00 calorie al giorno. Ricordati di tenerlo in considerazione durante la messa a punto del protocollo di allenamento. Esercizi semplici e attività aerobiche sono più adatte per questo periodo. Se l'assunzione di proteine è limitata mentre sottoponi il tuo corpo ad un esercizio intenso, la massa muscolare si riduce. Anche il tuo metabolismo si riduce, rendendo a sua volta più difficile perdere grasso corporeo o peso. Questo è proprio ciò che vuoi evitare.

Ci sono altre verdure che posso includere?

Nel capitolo precedente, ti sono stati presentati i primi 20 cibi Sirt consigliati dalla Dieta Sirt. Seguendo questa dieta, è necessario consumare pasti sani, bilanciati e ricordarsi che non bisogna mai eccedere nel consumo di un determinato alimento. Anche se questa dieta ti permette di consumare vino rosso e cioccolato fondente in quantità moderate, mangiarne troppo può essere dannoso per il tuo obbiettivo di perdita di peso e, soprattutto, per la tua salute. Tutti i pasti che si consumano devono includere i Sirt-food discussi nel capitolo precedente, nelle giuste quantità. Oltre a tutto ciò, ci sono altre verdure che puoi includere tra cui asparagi, scalogno, cipolle bianche, bok choy, broccoli, fagiolini, cicoria gialla e indivia.

Cosa posso aspettarmi dalla Fase Uno della Dieta Sirt?

La prima fase di questa dieta è una delle più importanti. Secondo i creatori di questa dieta, puoi perdere fino a 8 libbre(≃4 ,2 8 kg) durante questo periodo. Invece di concentrarti troppo su questo, è meglio lavorare predisponendo le basi corrette per migliorare il tuo livello generale di salute. I risultati variano a seconda del livello di esercizio e di quante calorie assumi. La perdita di peso sarà maggiore se il tuo deficit calorico è più alto. Mentre lo fai, non dovresti soffrire per il senso di fame. Se ciò avviene, molto probabilmente stai sbagliando qualcosa. A volte, anche se non c'è una differenza significativa nel tuo peso, ci saranno cambiamenti nel tuo corpo. I tuoi vestiti potrebbero adattarti meglio, ti sentirai più vigile ed energico e l'aspetto della tua pelle potrebbe migliorare.

Mentre segui questa dieta, o qualsiasi altra dieta per raggiungere il medesimo obbiettivo, non considerarla come una bacchetta magica per dimagrire. Ricorda, non hai guadagnato tutti i chili di troppo in una notte e perderli in altrettanto poco tempo è un'aspettativa irrealistica. Studia tutti i diversi vantaggi delle Sirtuine discussi nei capitoli precedenti. Impara a mantenere una mente aperta sui diversi consigli e suggerimenti forniti da questa dieta e cerca di renderla sostenibile a lungo termine. Ad esempio, se si verifica una notevole perdita di peso durante la prima fase, ma durante la seconda fase si ritorna ai propri schemi alimentari scorretti, tutte le energie investite inizialmente saranno vane.

capitolo 7: Controindicazioni sulla Dieta Sirt e conclusioni finali

ino ad ora abbiamo visto nel dettaglio la Dieta Sirt, le basi scientifiche sulle quali si fonda, le varie fasi di cui si compone, i cibi e alcune ricette.

Tutto questo sembra troppo bello per essere vero? Non esistono controindicazioni o critiche alla Dieta Sirt?

Sì, ovviamente ne esistono di ogni tipo, da quelle per partito preso, a quelle generate dalla semplice antipatia personale, fino a quelle davvero motivate e costruttive, a partire dalle quali gli autori sono riusciti a generare un dibattito molto interessante e a chiarire le loro posizioni.

Vediamo quali sono le principali critiche avanzate nei confronti della Dieta Sirt, in quanto questo libro è orientato alla massima trasparenza su tale metodo dimagrante in modo che il lettore possa formare la propria opinione in maniera indipendente e basandosi solo sui fatti.

La Dieta Sirt fa dimagrire e questo è un fatto certo, con tantissime prove e testimonianze dirette di tante persone, tra cui personaggi famosi del mondo dello spettacolo che non hanno voglia di giocarsi la reputazione per promuovere diete che non funzionano. Tuttavia, sostengono i critici, questo è solo dovuto alla scelta dei cibi, senza che ci sia un vero effetto sul metabolismo, che sarebbe solo una trovata pubblicitaria per vendere il prodotto.

Questa critica che è stata mossa da diverse persone, che però gli autori della dieta hanno sempre respinto, portando come prova i vari studi effettuati su questi cibi e le recenti scoperte sull'attività delle sirtuine. Inoltre, affermano Goggins e Matten, scegliere cibi salutari non è alla base di ogni dieta che si rispetti?

L'efficacia della Dieta Sirt non è mai stata dimostrata in maniera scientifica e l'unico test è stato condotto su un campione limitato di persone per un tempo troppo limitato affinché si possa sostenere con certezza che sia davvero efficace.

Goggins e Matten hanno sempre respinto anche questa critica al mittente, dicendo che gli studi sono costantemente aggiornati e portando una serie di testimonianze di persone che hanno provato la Dieta Sirt con successo, con in testa la cantante Adele, che ha fatto conoscere questa dieta al grande pubblico. Inoltre, gli studi sono effettuati in doppio cieco, che è il miglior metodo per effettuare esperimenti controllati senza correre il rischio che i risultati vengano influenzati in qualche modo, e sono in linea con quelli rilevati nei precedenti esperimenti.

La critica principale che si rivolge alla Dieta Sirt consiste nell'essere solo una dieta "momentanea", che non si può portare avanti nel lungo periodo.

Altra critica che i creatori della dieta hanno respinto con una semplice domanda: esiste una dieta che può essere sostenuta all'infinito? La dieta serve per ripulire l'organismo dalle tossine e per correggere le cattive abitudini alimentari, migliorando al contempo l'educazione alimentare del paziente. L'obiettivo è quello di perdere peso, ma anche di far capire al paziente la necessità di continuare a includere alcuni di questi cibi nella propria alimentazione dopo la dieta, modificando il proprio stile di vita. Non è possibile portare avanti nessuna dieta all'infinito o per un lungo periodo di tempo, quindi questa critica non ha molto senso e sembra più motivata da qualche antipatia verso il metodo Sirt.

Oltre a queste critiche, tutte respinte e chiarite dagli ideatori della dieta, ci sono comunque delle contrindicazioni nella Dieta Sirt, che devono essere prese seriamente in considerazione prima di iniziarla.

I cibi Sirt hanno poche calorie e sono molto ricchi di nutrienti per il corpo, motivo per cui figurano in tantissime diete con solide basi scientifiche, in primis la dieta Mediterranea, ma la scelta di questi alimenti ha, come ogni cosa del resto, degli effetti collaterali.

I problemi che possono verificarsi sono:

Carenze nutrizionali, eventualmente risolvibili con degli integratori, ma è comunque necessario consultare il medico e non comprare il primo integratore che si trova in farmacia o al supermarket.

Stanchezza e affaticamento derivati dallo scarso numero di calorie ingerite.

Irritabilità. Chi non è irritabile quando ha fame? Con questo regime è perciò molto facile essere nervosi.

Calo di peso eccessivo. Perdere peso va benissimo, ma perderne troppo in poco tempo non è mai positivo.

Calo di pressione. Se si soffre di pressione bassa, consultare il medico prima di iniziare questa dieta.

Diversi nutrizionisti avvertono anche che bere sempre il Succo Verde diverse volte al giorno per tutta la durata della dieta potrebbe portare a nausee e a modifiche del metabolismo. Per scongiurare questo pericolo, gli ideatori della Dieta Sirt hanno fissato dei limiti all'assunzione del succo, cioè quelle che hai già letto nelle pagine precedenti e che non devono mai essere superati.

La maggior parte delle persone può sottoporsi alla Dieta Sirt senza problemi ma ci sono delle categorie di persone alle quali è fortemente sconsigliato, se non proibito categoricamente, di sottoporsi alla Dieta Sirt.

C'è ancora una cosa da dire sulla Dieta Sirt: dopo la Fase 2, quella dedicata al mantenimento c'è la possibilità di riprendere il peso perso, vanificando in questo modo tutti gli sforzi fatti fino a quel punto?

Non è raro che alla fine della dieta si corra il rischio di riprendere parte del peso che si è perso e può succedere per una serie di diversi fattori.

Il primo è il fatto che non si è più a dieta e si può quindi ritornare a mangiare più cibo, facendo strappi alla regola molto più di frequente rispetto a prima.

Il secondo fattore è il metabolismo di ogni persona. È inutile girarci troppo attorno, ci sono persone che hanno un metabolismo molto veloce e possono perciò mangiare ogni tipo di cibo senza ingrassare, e altre che invece devono stare sempre molto attente a tutto quello che mangiano. La dieta può intervenire sul metabolismo, ma solo fino a un certo punto: per le persone con un metabolismo lento è necessario continuare a stare attente alla loro alimentazione.

Per concludere, c'è da considerare il fatto che esista il rischio che il corpo si "abitui" alla nuova quotidianità fatta di un numero limitato di calorie e che non possa quindi tornare a gestire un normale regime alimentare. È difficile che succeda, ma non impossibile.

Per cercare di evitare questo problema, è necessario migliorare la propria educazione alimentare, eliminando i cibi spazzatura dannosi per il proprio corpo, mantenere i cibi Sirt all'interno della propria dieta, perdere le abitudini insalubri, migliorare le proprie abitudini alimentari (per esempio eliminando le cene troppo abbondanti e cercando di non arrivare mai affamati a pranzo e cena) e incentivare l'attività fisica, sia in palestra che a casa per mantenere attivo il metabolismo e non correre il rischio di recuperare il peso perduto grazie alla Dieta Sirt.

In conclusione, cosa si può dire della Dieta Sirt?

È sicuramente una dieta innovativa, che si fonda su solide basi scientifiche e che permette di ottenere dei risultati chiari e precisi. I suoi cibi hanno comprovate proprietà benefiche per il corpo umano e non dovrebbero mai mancare nelle dispense della maggior parte delle persone: in poche parole, è una dieta che vale sicuramente la pena tentare.

La certezza è che sentiremo parlare ancora per molto tempo della Dieta Sirt e delle testimonianze di persone che sono state aiutate da questa dieta.

capitolo 8: I liquidi sono importanti

In una sana alimentazione dobbiamo prestare attenzione all'assunzione dei liquidi. Il nostro corpo è costituito per circa il 8 0% di acqua, è l'elemento primario, la base della stessa vita, una sostanza di cui non dobbiamo fare a meno, perché nell'atto di dissetarci introduciamo nell'organismo elementi di fondamentale importanza che aiuteranno in molti processi il nostro organismo.

L'acqua è responsabile di moltissime reazioni metaboliche. Ma i suoi benefici sono innumerevoli, ci permette di avere una pelle elastica e luminosa grazie all'idratazione cutanea, regola la fluidità del sangue in quanto ne è un elemento costitutivo. I processi digestivi grazie alla sua assunzione migliorano, non solo ci aiuta anche ad avere un buon transito intestinale prevenendo tutti quei disturbi come il gonfiore o la stipsi.

L'acqua mantiene efficiente la temperatura del corpo e trasporta le sostanze nutritive alle cellule dell'organismo. Come abbiamo visto le funzioni che svolge l'acqua nel nostro organismo sono di notevole importanza, i liquidi introdotti vanno a compensare quelli persi con le urine, con il sudore e così via.

È importantissimo bere ma qual è la quantità d'acqua che bisogna assumere ogni giorno?

Per mantenere tutti questi processi bisogna introdurre circa due litri d'acqua al giorno.

Non sono pochi, molti lo fanno come abitudine e altri se ne dimenticano, i primi tempi della dieta è bene fare attenzione a questo aspetto per imparare a far sì che diventi sempre di più una sana abitudine.

Gli errori che si commettono riguardo all'assunzione di acqua sono principalmente due, il primo consiste nel non bere a sufficienza, sia per il fatto che si bevono anche altri liquidi non si ha mai un pieno controllo della quantità esatta di quelli che vengono introdotti.

Il secondo riguarda il fatto molto comune che si beve quando se ne avverte il bisogno, è bene sapere che l'assunzione dei liquidi dovrebbe essere continua per far sì che sia efficace. Quando si avverte il bisogno di bere si sta già verificando il processo di disidratazione e se non si provvede ad assumere dei liquidi, può darci dei disturbi come la secchezza delle fauci, nausee, crampi, mal di testa e un senso generale di debolezza. Come vediamo è bene non sottovalutare l'importanza.

I liquidi sono anche un importante aiuto spezza fame in ogni dieta. Perché appena avvertiamo lo stimolo di mangiare, l'acqua ci viene in aiuto dandoci quel senso di sazietà che ci permette di arrivare all'ora del pasto.

Soprattutto in estate o quando si fa attività sportiva, la sudorazione è molto più intensa, è opportuno non trascurare questo aspetto e bere per il corretto reintegro.

I liquidi li assumiamo non solo quando beviamo ma anche quando mangiamo, sono tanti i cibi che contengono acqua, soprattutto se si pensa alle verdure, ma anche la frutta dal canto sua ne contiene molta, in alcuni casi si arriva al 10 0 % di liquidi contenuti.

C'è anche un altro aspetto da tenere in considerazione, quando si assume una determinata quantità di carboidrati essendo questi idrofili causano la ritenzione dei liquidi, quando in una dieta i carboidrati diminuiscono si favorisce l'avvio della chetogenesi, il corpo espelle le scorie derivanti dalla combustione dei grassi, motivo per il quale è ancora più significativo assumere molta acqua per facilitare questo processo.

Non trascuriamo mai questo aspetto, a volte capita di sentirsi stanchi e in molti trascurano il fatto che possa dipendere dai liquidi. Come ho detto all'inizio siamo fatti di acqua ed è per questo motivo che non possiamo per nulla al mondo trascurare questo aspetto o dargli poca importanza!

capitolo 9: I benefici psicologici e fisici della dieta

Negli ultimi anni è aumentata l'attenzione verso la correlazione tra il concetto di dieta e quello di benessere psico-fisico.

All'inizio si pensava che chiunque proponesse una dieta a rigor di logica come se fosse una sponsorizzazione diceva a tutti che faceva bene, poi nel corso del tempo si è visto che molte non facevano poi così tanto bene.

Il cibo non solo ci fornisce energia per le nostre attività quotidiane ma contiene dei principi che svolgono delle funzioni molto importanti.

Alcune tradizioni antiche in particolar modo quelle orientali hanno da sempre visto il cibo come una medicina, in quest'ottica capiamo bene che l'assunzione di cibi non salutari rappresenta un veleno a rilascio lento per il nostro organismo.

Molte vitamine vanno a contribuire attivamente per abbassare i livelli di ansia oppure per aumentare le capacità cognitive.

Il regime alimentare di noi occidentali è troppo calorico non perché mangiamo tanto, ma perché ci alimentiamo in una maniera sbagliata, un alimentazione di questo tipo porta ad un aumento di peso che ci conduce in una spirale di insoddisfazione, ansia, depressione, oltre a tutti i problemi medici che l'obesità comporta, una maggiore sollecitazione del cuore e delle ossa e così via.

I cibi ricchi di grassi o di zuccheri, attivano nel nostro organismo una sorta di dipendenza, momentaneamente ci soddisfano ma presto il nostro organismo li richiede, noi cediamo alla richiesta perché questa per noi è una coccola emotiva, si entra così in un circolo vizioso che non solo ci rende dipendenti ma anche più insoddisfatti e tristi.

Inoltre, il cibo ci aiuta e l'abbiamo visto anche con gli alimenti sirt a contrastare l'invecchiamento, è risaputo con l'età alcune funzioni tendono a diminuire, si inizia a dimenticare un nome fino alle cose più importanti, questo a volte è dovuto ad una alimentazione non adeguata.

Ci sono alcuni alimenti che aiutano il nostro cervello e altri che lo rallentano, per esempio alcuni ricercatori hanno scoperto che l'assunzione di troppi metalli può causare dei problemi a livello cerebrale, come per esempio l'eccesso di rame che crea problemi di memoria.

Quante volte assumiamo inconsapevolmente grandi quantità di integratori convinti che ci facciano bene? conviene sempre optare per un alimentazione sana ricca di vitamine e minerali che di sicuro non ci danneggia.

Ci sono alcuni alimenti che favoriscono il nostro benessere vediamone alcuni:

grazie alle sue proprietà contribuisce a ridurre i fenomeni depressivi, inoltre i grassi buoni omega 4 sono salutari per il nostro cervello e per tutto l'organismo in quanto sono anticoagulanti e antinfiammatori, abbassano la pressione e ci aiutano a tenere basso il colesterolo.

è una riserva preziosa di vitamine tra cui la e che è un antiossidante naturale, in effetti se ci fate caso su molte creme per il viso c'è sempre la dicitura ricca di vitamina E. altri studi affermano che l'assunzione di alcuni grammi di frutta secca al giorno ci tiene al riparo da malattie degenerative come l'Alzheimer e la demenza senile.

le verdure a foglia verde contengono l'acido folico, minerali importanti come il magnesio e il calcio e la vitamina K. L'acido folico è un aiuto naturale per gli stadi depressivi, poi teniamo presente che queste verdure sono preziose per l'attività del fegato in quanto coadiuvano il processo di smaltimento delle tossine.

lo yogurt naturale contiene la tirosina, un aminoacido che serve per la stimolazione della noradrenalina e della dopamina, neurotrasmettitori fondamentali per il processo dell'attenzione e della memorizzazione.

sono ricchissimi di flavonoidi, dei piccoli e potenti antiossidanti naturali, la loro azione riguarda la prevenzione dell'invecchiamento e delle malattie neurologiche.

tutti ci hanno sempre detto che il caffè fa male in realtà non è così se assunto senza esagerare, è stato dimostrato in diversi studi che questa sostanza gioca un ruolo nella prevenzione dell'Alzheimer.

Non bisogna esagerare come dicevo perché una quantità eccessiva danneggia le connessioni dei neuroni. Anche il consumo moderato di vino rosso ci porta tanti benefici. Anche in questo caso vediamo come non sia nocivo l'alimento in sé ma l'uso che se ne fa!

Un alimentazione sana fa bene al nostro corpo e anche alla nostra mente, perché soddisfa quel bisogno di miglioramento o cambiamento che avevamo all'inizio della dieta. Ritornare in forma ha un potente risvolto sulla nostra mente, ci conduce verso una migliore accettazione, ci rende molto più sociali.

Vedere un immagine allo specchio che ci piace ha degli effetti non trascurabili su di noi, sul nostro umore e su come interagiamo con gli altri!

Inoltre, avendo affrontato un percorso di dieta abbiamo imparato ad alimentarci in una maniera più sana, abbiamo una consapevolezza diversa del nostro corpo.

Il lavoro più grande è quello che si fa su se stessi e quando si riesce e si raggiunge l'obbiettivo la soddisfazione è davvero grande!

capitolo 10: Piano settimanale di quattro settimane

I cambiamenti non sono mai facili soprattutto quando si va a modificare lo stile della propria alimentazione, il piano dietetico strutturato su quattro settimane ha il compito di aiutarti per iniziare questo percorso, che ti porterà ad avere un immagine totalmente rinnovata non solo fuori ma anche dentro.

Questa è una dieta che ci libera da molte tossine, soprattutto nei primi tre giorni che sono quelli un po' più duri vista la restrizione calorica ma sono necessari per dare un efficace reset metabolico al nostro organismo.

Dal quarto giorno in poi le calorie salgono a 2 6 00, le settimane successive come vedremo sono incentrate sul mantenimento, ovvero andremo ad acquisire delle abitudini alimentari grazie ai cibi sirt, troveremo questi ingredienti in molte preparazioni perché sappiamo bene quanto siano preziosi per attivare il nostro metabolismo.

In questa dieta sono permessi anche i dolci, in effetti si può mangiare anche il cioccolato, dobbiamo evitare le farine lavorate e gli zuccheri, quando non ne possiamo fare a meno utilizziamo il miele o lo zucchero di canna per dolcificare, per quanto riguarda il cioccolato bisogna scegliere quello che contiene almeno l'86 % di cacao.

Durante la dieta cercate di assumere molti liquidi, non solo quando avvertite il senso di sete cercate di bere regolarmente, questo vi aiuterà ad eliminare le tossine che non fanno del tutto bene al nostro corpo.

Come raccomandazione finale non vi consiglio il fai da te, consultate sempre il vostro medico, soprattutto se avete delle patologie.

L'obbiettivo è quello di dimagrire ma bisogna sempre avere cura della propria salute e siccome non siamo tutti uguali è bene sentire il parere del medico prima di iniziare.

Questo piano alimentare vuole essere un esempio in modo da rendervi il più chiaro possibile il funzionamento della dieta sirt.

capitolo 11: COS'è LA DIETA SIRTFOOD?

l termine 'cibi sirt' si riferisce a degli alimenti naturali o leggermente lavorati che contengono una serie di sostanze chimiche speciali note come polifenoli. I polifenoli nei cibi sirt hanno la capacità di portare all'attivazione di un insieme di geni nel corpo noti come "sirtuine". Le sirtuine sono anche conosciute come geni della magrezza e, quando attivati, sono in grado di innescare nella persona la perdita di peso. Questo, in poche parole, è il modo in cui funzionano i cibi sirt. Ora andiamo un po' nei dettagli tecnici.

La maggior parte dei piani dietetici funziona sulla base della riduzione del numero di calorie consumate dalla persona. Questa tecnica funziona in teoria, ma è quasi sempre destinata a fallire nella pratica. Gli esseri umani non sono macchine o computer e apportare enormi e improvvisi cambiamenti a qualcosa di così fondamentale per la nostra vita come la nostra dieta è quasi sempre impossibile. La maggior parte delle diete richiede di ridurre rapidamente il numero di calorie giornaliere. Se seguite correttamente, le diete ipocaloriche hanno la capacità di far perdere peso alle persone, ma è qui che si fermano i benefici. Una dieta ipocalorica regola strettamente la quantità di cibo che assumi. Ciò significa che il tuo corpo è costretto a bruciare i suoi depositi di grasso per guadagnare energia. Tuttavia, una volta esauriti quei depositi, la massa muscolare inizia lentamente a calare. Invece di apparire in forma, queste diete ipocaloriche fanno diventare le persone pietosamente magre con una progressiva riduzione della loro massa muscolare. Il drastico calo delle calorie consumate ha anche altri effetti immediati: la persona si sente costantemente affamata, irritata e affaticata. La frase: "Un uomo affamato è un uomo arrabbiato" descrive perfettamente questo scenario.

Quando si segue una dieta ipocalorica, l'intero corpo deve funzionare con una quantità limitata di carburante, ma ci si aspetta che l'individuo funzioni in modo efficiente. La fame e l'irritazione che la persona prova presto inizieranno a influenzare tutti gli altri aspetti della sua vita. Potrebbe avere difficoltà a concentrarsi sul lavoro a causa di una dieta rigorosa che lo costringe a tenere sotto controllo il numero di calorie giornaliere. Eseguire le attività fisiche più semplici può diventare difficile e il corpo può lentamente iniziare a crollare. Non è strano sentir parlare di persone che, seguendo queste diete rigide, svengono per lo stress e la pressione bassa poiché stanno sovraccaricando un corpo che è praticamente alla frutta.

Le diete ipocaloriche influenzano anche il sistema immunitario e possono predisporre l'individuo a una serie di malattie. Gli alimenti che mangiamo contengono nutrienti e vitamine essenziali che ci aiutano a mantenere il nostro corpo in forma ottimale. I carboidrati forniscono energia, così come i grassi. I depositi di grasso possono aiutare a fornire calore. Le proteine aiutano a costruire la massa muscolare e garantiscono la corretta replicazione delle cellule all'interno del corpo. Vitamine e sali minerali svolgono funzioni essenziali nella prevenzione delle malattie e nel mantenimento in perfetta forma di importanti organi del corpo come i reni e il fegato. Quando le persone improvvisamente limitano l'introito calorico senza dare al loro corpo la possibilità di regolarsi gradualmente, il sistema immunitario può subire un duro colpo. Al corpo non vengono più forniti i componenti biochimici naturali di cui ha bisogno per funzionare in modo ottimale, e di conseguenza diventa vulnerabile alle malattie.

Infine, il più delle volte, lo sforzo di una dieta ipocalorica diventa eccessivo per l'individuo. Se prima la persona era dipendente da zuccheri e cibi spazzatura, oggi svilupperà una tensione nervosa molto elevata. Per metà del tempo, i soggetti hanno fame e l'unica cosa a cui possono pensare è correre al bar più vicino per prendere qualche dolce e una bibita. Alla fine, il corpo non è più in grado di sopportare lo sforzo e la persona torna alle sue cattive abitudini alimentari. Il grasso eliminato viene ripreso e nel giro di poche settimane la persona torna esattamente al punto di partenza: grassa, malsana e infelice. È un ciclo brutalmente vizioso, che solo una dieta veramente sostenibile come la dieta sirtfood può interrompere.

La routine dei cibi sirt, come è stato menzionato in precedenza, contiene una varietà di cibi selezionati, principalmente verdure a foglia verde, cereali integrali, cacao, caffè e persino cioccolato fondente e vino rosso! A differenza della maggior parte delle rigide e poco realistiche diete presenti nel mercato, la routine dei cibi sirt vuole dimostrare al mondo che le persone possono effettivamente diventare più sane e in forma mentre continuano a mangiare cibi interessanti e gustosi. Naturalmente, se hai intenzione di avere successo con la dieta sirtfood dovrai rimuovere alcuni di cibi dannosi, ma sarai così impegnato a goderti le deliziose nuove opzioni del menu che non sentirai la mancanza di quei cibi che ti facevano mettere su chili su chili di grasso.

Tutti gli alimenti certificati come cibi sirt sono stati ampiamente analizzati per comprendere le loro composizioni e i loro effetti sul corpo. Una cosa che è stata trovata in tutti gli alimenti a base di pesce è che contengono un paio di composti noti collettivamente come polifenoli. Il primo cibo sirt è stato analizzato nel XX secolo ed era la buccia dell'uva rossa utilizzata nella produzione del vino rosso. Durante l'analisi di queste bucce, è stato scoperto che contenevano un polifenolo noto come resveratrolo. In precedenza era stato notato che, a differenza delle persone che bevevano bevande fortemente alcoliche, quelle che bevevano vino rosso non tendevano ad ammalarsi o a essere sovrappeso. Al contrario. I bevitori di vino rosso apparivano snelli, in forma e naturalmente energici.

Gli scienziati hanno approfondito il modo in cui il resveratrolo, uno dei composti più attivi nel vino rosso, potrebbe influenzare la combustione dei depositi di grasso e il mantenimento di una figura corporea con una massa muscolare moderata all'interno del corpo. Le loro scoperte sono state a dir poco rivoluzionarie. Nei loro studi, questi scienziati hanno scoperto che esiste una serie di geni situati nei nostri corpi noti come sirtuine. Ci sono sette sirtuine in totale e lavorano tutte insieme all'interno di uno stesso sistema. Ogni sirtuina è denominata in modo semplice. Il primo gene sirtuina si chiama SIRT 2 , il secondo SIRT 2 e la numerazione continua in questo modo, raggiungendo SIRT 8 . SIRT 2 e SIRT 4 sono i geni più attivi nella famiglia delle sirtuine.

Le sirtuine sono un gruppo di geni noto come geni inducibili. Ci sono molti altri geni localizzati in tutto il corpo il cui meccanismo di funzionamento è molto simile a quello delle sirtuine. Tali geni rimangono relativamente nascosti all'interno del corpo. Quando però si presenta una condizione che richiede loro di entrare in azione, i geni inducibili si attivano. Si attivano dunque in risposta a una situazione che richiede la loro presenza. Puoi pensarli come pompieri. I pompieri non vengono da te senza un motivo. La tua casa deve essere in fiamme e devi averli avvisati della presenza di fuoco. Il segnale che viene inviato ai pompieri sotto forma di telefonata tua o dei vicini li costringe a entrare in azione per spegnere il fuoco –

questo è l'incidente che li ha portati a giungere lì. Questa analogia funziona molto bene con le sirtuine. Le sirtuine rimangono inattive per tutta la vita della maggior parte delle persone perché non gli si richiede di attivarsi. Tuttavia, quando vengono attivate dai giusti segnali, le sirtuine svolgono una funzione davvero meravigliosa: mettono l'intero corpo in modalità sopravvivenza e mirano a salvarlo, proprio come i vigili del fuoco fanno con la casa. Al fine di fornire al corpo quanta più energia possibile per sopravvivere al "pericolo" in cui le sirtuine credono che il corpo si trovi, questi geni cominciano a bruciare le riserve di grasso. Le cellule danneggiate vengono riparate, la risposta del sistema immunitario accresciuta e, in generale, il corpo viene reso più resistente alle malattie.

Ora, rimane una domanda importante. Perché mai le sirtuine pensano che il corpo sia in pericolo e si attivano? La risposta sono i cibi sirt. I cibi sirt contengono polifenoli e per il modo in cui è progettato la dieta, nei primi giorni di consumo di cibi sirt, l'apporto calorico è ragionevolmente limitato. Nei primi tre giorni della prima fase, l'apporto calorico è limitato a 2 000 calorie, mentre negli ultimi quattro si arriva a 2 6 00 calorie. La combinazione, nella prima settimana, dell'afflusso di polifenoli nel corpo e della drastica riduzione del consumo calorico genera all'interno del corpo una condizione di stress, condizione che viene meno con l'attivazione dei geni sirtuine precedentemente dormienti. Qui è avviene la magia. Una volta attivati, i geni sirtuine, fungono da dirigenti, proprio come avviene in una grande azienda. Sotto il loro comando, il corpo inizia a bruciare le riserve di grasso così da ricavare l'energia necessaria per continuare a funzionare a dispetto della restrizione calorica. Le sirtuine inviano anche una serie di altri segnali che consentono di ripulire dai materiali tossici e di ringiovanire le cellule del corpo in difficoltà. Le sirtuine, dunque, potenziano il sistema immunitario proteggendolo da ogni possibile attacco.

Finché i polifenoli continuano a fluire nel corpo, le sirtuine svolgono un lavoro estremamente efficiente, restando attive e facendo bruciare grassi e costruire cellule. Tutto questo porta al guadagno muscolare. Man mano che la presenza dele sirtuine nel tuo corpo diventa stabile, la dieta sirtfood ti consente di allentare gradualmente la limitazione delle calorie e di mangiare più cibo. Le sirtuine sono già state attivate e stabilizzate. Una volta che il corpo non è più sotto lo stress della restrizione calorica e i polifenoli continuano a fluire al suo interno, le sirtuine aumentano e diventano stabili, dirigendo costantemente tutte le funzioni essenziali che portano perdita di peso, abbondante energia, accrescimento muscolare ed elevati livelli di immunità.

I primi giorni della dieta sirtfood, in particolare i primi tre giorni della prima fase, possono essere sperimentati alcuni effetti negativi. A causa della drastica riduzione del consumo calorico a mille calorie al giorno, potresti dunque avvertire fame, lieve irritabilità e lieve affaticamento. Questi effetti sono più evidenti se eri un "gran mangiatore". Tuttavia, tieni presente che i primi tre giorni rappresentano un piccolo sacrificio da fare se pensi al bene che arriverà. Raggiunto il quarto giorno, sarai libero di aumentare il consumo giornaliero a 2 6 00 calorie e, dopo la prima settimana, potrai tornare ai classici tre pasti giornalieri. In questo modo, grazie all'attivazione costante delle sirtuine, trasformerai il tuo corpo.

Quali sono gli alimenti che compongono la dieta sirtfood? Sono venti gli alimenti primari che contengono la necessaria concentrazione di polifenoli per attivare i geni sirtuine. Questi alimenti, armonicamente combinati per un certo periodo di tempo, produrranno dei risultati meravigliosi. Accanto a questi alimenti, ne esistono altri che sono consentiti all'interno della dieta sirtfood perché anche'essi contenti polifenoli, seppure in misura minore rispetto al gruppo di venti. Di questi alimenti ci occuperemo nei capitoli successivi. Alcuni degli alimenti raccomandati nell'ambito della dieta sirtfood sono il cacao, l'olio extra vergine d'oliva, le cipolle rosse, l'aglio, il prezzemolo, i peperoncini, i cavoli, le fragole, le noci, i capperi, il tofu e il tè verde. Un elenco completo dei venti alimenti (e dei loro polifenoli attivi) che compongono la dieta sirtfood verrà fornito più avanti nel libro. Questi alimenti hanno incredibili proprietà brucia grassi e, grazie a un ampio numero di ingredienti essenziali, contribuiscono in maniera decisiva a migliorare il funzionamento del sistema corporeo. Se consumati insieme, questi alimenti hanno un effetto spettacolare.

Ci si potrebbe chiedere, ci sono persone che hanno beneficiato della dieta sirtfood? Sì, sicuramente, ci sono. Oltre allo studio sui 40 soggetti condotto a Londra, diverse persone hanno provato la dieta sirtfood confermandone l'aspetto rivoluzionario in termini di perdita di peso, mantenimento della massa muscolare e dei livelli di energia.

Adele, la famosa cantante inglese e pluripremiata ai Grammy, è tra le celebrità che promuovono apertamente i benefici della dieta sirtfood. Nei primi mesi del 2020, i post sui social media hanno mostrato una Adele decisamente più snella e visibilmente più energica. Alla domanda sul suo nuovo aspetto e sul rinnovato entusiasmo, Adele ha risposto semplicemente: la dieta sirtfood.

Un altro volto noto ad aver beneficiato immensamente dei benefici della dieta sirtfood è una presentatrice televisiva di nome Laura. Laura ha 210 anni ed è una bella giornalista sportiva con una carriera di tutto rispetto alle spalle. Che piaccia ammetterlo o no, il successo di una persona che ogni giorno si mostra davanti a milioni di persone dipende in larga misura dall'aspetto fisico. Seppure come presentatrice sia sempre stata molto dedita al lavoro e dotata di molto talento, il successo di Laura è stato in parte anche dovuto al suo aspetto fisico. Quando stava per compiere trent'anni, tuttavia, Laura notò qualcosa di strano e al tempo stesso sgradito: stava iniziando a ingrassare considerevolmente. All'inizio non ci badò molto, trattandosi di qualche chilo in più che la rendeva solo più arrotondata. Col tempo, però, il peso aumentò al punto che si decise di fare qualcosa. Laura confessò di aver combattuto una debilitante dipendenza da zucchero fin dalla tarda adolescenza. Come molti americani, la donna aveva inconsciamente sviluppato l'abitudine di mangiare molti snack zuccherati nell'arco della giornata. Il suo lavoro nel settore dei media era piuttosto impegnativo, quindi tra i programmi TV e il doversi preparare prima di ospitare uno spettacolo, si ritrovava a mangiare molti snack carichi di zucchero per rimanere sazia e sentirsi energica.

Quella dipendenza la perseguitava. Non poteva però permettersi di rovinare il proprio aspetto: non solo aveva bisogno di apparire perfetta e in forma, ma lo voleva fortemente per sé. Laura ha confessato di essere così dipendente dallo zucchero che portava in borsa una bottiglia di sciroppo da aggiungere al caffè e ai dolci che sentiva essere non abbastanza dolci per i suoi gusti. Sapeva che un consumo eccessivo di zucchero faceva male alla sua salute? Sì. Le importava? Sì. Poteva abbandonare volontariamente il suo eccessivo consumo di zucchero? Purtroppo, la risposta è stata no.

Nel tentativo di trovare una soluzione efficace ai suoi problemi di peso, Laura si è avventurata nel mondo della dieta. Inizialmente, ha provato alcune delle numerose opzioni dietetiche per limitare l'apporto calorico proposte dalla maggior parte degli esperti online e offline. È riuscita a seguirne alcune per un po', ma tendenzialmente non ne sopportava la rigidità. Alla fine, ogni singola volta, si ritrovava a tornare al suo amato cibo spazzatura. Laura si sentiva impotente, fin quando non scoprì la dieta sirtfood.

Nell'arco di due settimane dall'inizio del consumo di cibi sirt, le voglie di Laura erano diminuite. Questa ha rappresentato per lei la prima svolta. Pur essendosi storicamente sentita in colpa per l'eccessivo consumo calorico, Laura non era mai riuscita a evitare gli snack spazzatura. Con la dieta a base di cibi sirt, invece, si è finalmente sentita libera di mangiare abbastanza cibo da farla saziare. Questo si traduceva in una ridotta fame e nella capacità di svolgere il suo lavoro in modo più efficiente. Avendo eliminato l'eccesso di zucchero, la sensazione di annebbiamento mentale si ridusse lentamente, ritrovandosi più concentrata e motivata al lavoro. Il grasso di Laura si sciolse in maniera lenta ma costante. Aver perso 2 0 chili nelle prime tre settimane le ha permesso di tornare alla taglia dei suoi sogni e di star bene con qualsiasi cosa indossasse, che si trattasse di una camicia o di un elegante abito da sera. A lungo termine, Laura ha confessato di sentirsi davvero più viva ed è persino riuscita a ridurre i costi sostenuti per l'acquisto di cibo spazzatura - non solo dunque ha salvato la sua carriera, ma ha pure salvato la sua salute e il suo portafoglio. Una vittoria su tre fronti.

Come ci insegna la storia di Robert, la dieta sirtfood non riguarda solo l'aspetto esteriore. Rob era un normale ragazzo sulla quarantina che soffriva di grave depressione. Costantemente in cura con antidepressivi e sedativi, faceva molto affidamento su questi farmaci per vivere la sua vita il più normalmente possibile. Molte volte, Robert aveva voglia di arrendersi. Al lavoro e a casa tendeva a muoversi meccanicamente come se fosse confuso, e la sua mente era costantemente preda della preoccupazione. Nonostante i potenti sedativi, Robert rimaneva spesso sveglio a letto, con gli occhi chiusi ma senza riuscire a prendere sonno per via dei pensieri che affollavano la sua mente. Robert era un uomo veramente intelligente, ma quella stessa mente gli stava impedendo di realizzare il suo pieno potenziale.

La continua inattività di Robert lo ha portato nel tempo ad aumentare di peso. Tuttavia, non se ne preoccupava: aveva ben più seri problemi in testa. A un certo punto, Robert si imbatte nella dieta sirtfood e in due settimane perde i suoi primi dieci chili di grasso. Ma non è stato questo per lui il cambiamento più rivoluzionario: per la prima volta dopo parecchi anni, Robert per una settimana non ha mai dovuto subire i suoi soliti attacchi di insonnia. Come per magia, sono tornate autostima e felicità. I suoi colleghi non avevano mai visto Robert così felice al lavoro. Sembrava che gli occhi gli brillassero e aveva un sorriso per tutti. In seguito alla nuova dieta, l'umore generale e il ciclo del sonno continuarono a migliorare; inoltre, continuò a perdere grasso, specialmente intorno alla regione addominale, sentendosi davvero in forma.

Melanie era una donna di mezza età con il lupus. Era costantemente giù per i dolori momentanei o persistenti causati dalla malattia. Le sue condizioni l'hanno resa piuttosto inattiva, facendola ingrassare molto. Due settimane dopo aver iniziato la dieta sirtfood, il suo umore è migliorato drasticamente e i suoi dolori hanno iniziato a dissiparsi lentamente. I polifenoli contenuti negli alimenti che stava consumando attivarono i percorsi di stress del suo corpo facendo sì che il suo corpo consumasse il grasso e stimolando il ringiovanimento delle cellule, comprese quelle malate della pelle. Nel giro di due settimane, Melanie era riuscita a perdere 2 2 ,6 chili di grasso, e i suoi dolori erano molto migliorati.

Ora che abbiamo esaminato alcuni casi di persone che avendo adottato la dieta sirtfood hanno avuto risultati spettacolari, che ne dite di dare ulteriore sostegno a queste storie guardando a quelle culture i cui pasti sono costituiti principalmente da alimenti contenenti polifenoli?

Quando viene menzionato il Giappone, persone diverse pensano a cose diverse. C'è chi immagina immediatamente strade pulite e una cultura vivace e colorata. Altri pensano alla disciplina insita nella cultura giapponese. C'è chi si sofferma sul progresso tecnologico e chi sulla cucina locale, caratterizzata dall'impiego di verdure a foglia. Qualunque sia l'immaginario legato al Giappone, la verità è che i giapponesi sono persone eccezionali. Vi è, tuttavia, un sottoinsieme di giapponesi che vive in una provincia conosciuta come Okinawa. La tradizione culinaria di questa regione si basa molto sul consumo di alimenti a base di carne. Qui le persone sono raramente obese, hanno un'aspettativa di vita mediamente più alta rispetto a quella di chi vive in altre zone del mondo, e sono generalmente indicate come "felici e vivaci". La regione è fondamentalmente pulsante di vita perché la gente, anziché riempirsi di cibo spazzatura, è cresciuta con una dieta in grado di favorire uno stato d'animo positivo e mantenere corpi sani e in forma.

L'area del Mediterraneo è un'altra regione del mondo rinomata per essere la casa di persone sane e felici. I nativi del Mediterraneo hanno uno dei più bassi tassi di obesità e malattie cardiache al mondo. Le loro diete consistono principalmente di cibi sirt come olio extra vergine di oliva, verdure a foglia verde, noci, bacche, datteri e vino rosso. Qui si vive in perfetta armonia con la natura ed è veramente raro trovare qualcuno che abbia problemi di peso. Non è invece raro trovare persone che vivono in cottage con giardini lussureggianti. In sostanza, anziché contare le calorie e ricorrere ai farmaci, queste persone scelgono semplicemente di abbracciare la natura e di attenersi a una dieta sana e nutriente.

Il gioco è fatto. La dieta sirtfood è stata spiegata. Abbiamo raccontato le storie di persone che hanno avuto successo con la dieta sirtfood e ci siamo soffermati su quelle culture che da generazioni si nutrono di cibi sirt col risultato di avere una salute superba e una felicità senza pari. Ora, potresti chiederti: quanto è efficace la dieta sirtfood?

Uno degli argomenti più forti a favore dei cibi sirt è la loro facile accessibilità. Puoi infatti facilmente acquistare la maggior parte degli alimenti di cui hai bisogno per preparare i piatti della dieta sirtfood recandoti presso il tuo negozio di fiducia. La dieta, inoltre, è economica. Molte diete meno efficaci richiedono l'acquisto di integratori costosi e prodotti di scarsa qualità, il che ne rende ancora più difficile la praticabilità.

Poiché lo scopo della dieta è di farti saziare con cibi sani anziché privarti del necessario fabbisogno giornaliero, questa dieta risulta più facile da seguire nel lungo termine. In combinazione con esercizi leggeri e un corretto stile di vita, la dieta sirtfood non aiuta solo a rimodellare il corpo, ma ha dei significativi effetti positivi anche sulla salute mentale.

Perché gli alimenti consumati come parte della dieta sirtfood sono così benefici? Come visto sopra, la risposta è semplice e diretta. I cibi sirt sono stati accuratamente selezionati per via delle sostanze chimiche naturali, note come polifenoli, in essi contenuti. I polifenoli e la restrizione iniziale delle calorie lavorano in sinergia per innescare i percorsi naturali di stress del corpo, il che porta all'attivazione dei geni sirtuine. Questi ultimi dirigono la sintesi e il dispiegamento dei meccanismi naturali del corpo utili a scomporre i depositi di grasso per fornire energia, ringiovanire e rivitalizzare le cellule del corpo e rafforzare il sistema immunitario naturale. I fattori chiave, che ancora una volta rendono così benefica la dieta sirtfood, sono i polifenoli e l'iniziale riduzione delle calorie prevista dalla dieta.

Quali alimenti possono essere consumati da chi segue la dieta sirtfood? Ci sono una varietà di alimenti che contengono i polifenoli necessari e che, se mangiati nelle giuste quantità, sono in grado di attivare i geni sirtuine. Frutta, verdura, pesce e altri cibi a base vegetale sono stati pubblicizzati per anni come le chiavi della perdita di peso e della buona salute. Mentre la maggior parte di questi alimenti contiene nutrienti essenziali come vitamine, minerali e proteine necessari per la prevenzione delle malattie e una salute ottimale, il più delle volte non svolgono ruoli diretti nella perdita di peso.

ad eccezione del vino rosso, è necessario evitare qualsiasi tipo di bevanda alcolica mentre si segue un percorso dietetico. Whisky, brandy, rum, vodka, birra, scotch, tequila e martini devono essere eliminati. Prendi invece l'abitudine di bere vino rosso.

Grassi saturi: se si vogliono ottenere buoni risultati con la dieta sirtfood, alimenti quali carne rossa, hot dog, salsicce e, più in generale, cibi contenenti grassi saturi, non andrebbero consumati.

Carboidrati lavorati e zucchero raffinato: gli alimenti di questo gruppo, avendo poca fibra, risultano difficili da digerire. Lo zucchero tende a penetrare direttamente nel flusso sanguigno come glucosio, aumentando così i livelli di insulina, ormone che aiuta a controllare i livelli di zucchero nel sangue. La secrezione di insulina, a sua volta, porta a una non buona scomposizione dei grassi immagazzinati. Ecco perché il consumo costante di zucchero trasformato porta all'accumulo di grassi nel corpo. Quindi, se il tuo corpo sta cercando di sbarazzarsi delle riserve di grasso in eccesso e continui a consumare zuccheri e carboidrati raffinati, ciò vanificherà l'attività dei polifenoli dei cibi sirt. Cibi come patatine fritte, biscotti, pane bianco, pasta e cracker vanno eliminati.

Anche gli snack zuccherati come caramelle, gelati, pasticcini, torte, biscotti e muffin vanno evitati. Se vuoi raccogliere i frutti della dieta sirtfood, è importante che tu riduca il consumo di zucchero, di bevande zuccherate come la soda e di succhi di frutta

Non si tratta tuttavia di una rigida rinuncia a tutto. Come parte del tuo piano alimentare potrai sempre concederti il caffè, il cioccolato fondente e, naturalmente, del vino rosso.

Il vantaggio della dieta Sirtfood rispetto ad altre diete

Abbiamo ampiamente esaminato le modalità di azione dei cibi sirt e degli alimenti che possiedono la capacità di attivare i geni sirtuine. Tuttavia, rende i cibi sirt migliori rispetto a quelli presenti in altre diete? Le risposte semplici sono sostenibilità e molteplicità degli effetti positivi.

In primo luogo, uno dei lati negativi di quasi tutte le diete è legato alla restrizione calorica. La maggior parte delle diete si basa sulla premessa di far mangiare alle persone determinati cibi in razioni molto rigide, dicendo loro di stare completamente lontani da quasi tutti gli alimenti che amavano in precedenza. Ciò rappresenta un doppio carico per le persone, che non solo sono costrette a rinunciare al cibo spazzatura cui magari erano legate da anni, ma devono anche mangiare del cibo nuovo, piuttosto insipido, e in quantità molto limitate. E dovrebbero farlo per il resto della vita? Come appare tutto questo? Di sicuro assolutamente ridicolo, ma è esattamente ciò che molti dietisti si aspettano che i propri pazienti facciano.

Inutile dire che costringere le persone a rinunciare ai loro cibi preferiti e mangiare verdure due volte al giorno, calcolando freneticamente l'apporto calorico e andando fuori di testa quando "sbagliano" mangiando una barretta, non è un modo sostenibile per sviluppare uno stile di vita sano. La dieta sirtfood incoraggia le persone a mangiare porzioni ragionevoli di cibo sano. Certo, nella fase 2 l'apporto calorico giornaliero è limitato per garantire l'attivazione dei geni sirtuine, ma una volta terminata quella fase, i partecipanti possono tornare a mangiare senza particolari restrizioni caloriche. Le persone resteranno in questo modo sazie ed energiche, e avranno meno probabilità di andare in cerca di quei i cibi malsani a cui erano solite cedere. La dieta sirtfood è dunque più sostenibile e riduce le probabilità di ricadere nelle proprie abitudini alimentari. Ciò la rende decisamente più praticabile rispetto ad altre diete.

Il fatto che la dieta sirtfood promuova il consumo di alimenti più sani piuttosto che il consumo di meno cibo contribuisce al rafforzamento del sistema immunitario, il quale è fortemente influenzato dalla qualità di cibo che viene ingerito. Alimenti nutrienti come quelli che compongono la dieta sirtfood contengono sostanze chimiche naturali che aiutano le difese naturali del corpo. Se consumati in quantità che assicurano la sazietà, questi alimenti forniscono all'organismo molte sostanze naturali utili a prevenire l'insorgere di patologie anche letali. Le diete ipocaloriche, d'altra parte, impediscono all'individuo di consumare la quantità di cibo di cui il corpo ha bisogno, riducendo così la quantità di sostanze naturali che il sistema immunitario necessita per un funzionamento ottimale.

Un altro punto a favore della dieta sirtfood, al contrario di altre diete, sta nell'incremento di energia, forza e massa muscolare nei soggetti. Come abbiamo ripetutamente ribadito, la dieta sirtfood incoraggia effettivamente le persone a mangiare cibi sani in grado di stimolare la crescita muscolare e ridurre l'accumulo di grassi. Ed è un qualcosa che mette la dieta sirtfood su un livello diverso, superiore, rispetto a quello della maggior parte delle altre diete, il cui unico obiettivo è limitare l'apporto calorico. Il fatto che i cibi sirt possano essere consumati fin quando non ci si sente sazi permette alle persone di restare sufficientemente energiche per affrontare le attività quotidiane, il tutto mentre sviluppano gradualmente massa muscolare. La maggior parte delle altre diete impedisce alle persone di mangiare abbastanza, portando a drastiche perdite di massa muscolare, a una riduzione dei livelli di energia e a una scarsa forza fisica.

Per concludere questa esauriente esposizione sui cibi sirt, facciamo un breve riepilogo sul funzionamento di tali cibi e sul perché siano così efficaci.

I cibi sirt sono alimenti che contengono uno speciale gruppo di sostanze chimiche note come polifenoli. I polifenoli, in combinazione con la limitazione delle calorie nella prima fase della dieta, hanno la capacità di attivare un percorso di stress nel corpo che conduce all'attivazione dei geni inducibili. Le sirtuine, una volta attivate, dirigono una varietà di importanti processi di riparazione del corpo, tra cui la combustione dei depositi di grasso così da fornire al corpo energia prontamente disponibile, la riparazione e il ringiovanimento delle cellule e il rafforzamento del sistema immunitario. Tra i componenti essenziali della dieta sirtfood, tutti ricchi di polifenoli, troviamo la rucola, il cavolo, la curcuma, le fragole, il vino rosso, il cacao, la soia, le cipolle rosse e il prezzemolo.